LE PLAN D'ENTRAÎNEMENT COMPLET À DOMICILE POUR LES SENIORS

Un programme complet pour le renforcement, le cardio, le coiffage et l'étirement de tout le corps

GIFTED MATTHEWS

TABLE DES MATIÈRES

INTRODUCTION

CHAPITRE PREMIER : Commencer

CHAPITRE DEUX : Routines d'échauffement

CHAPITRE TROIS : Entraînement en force

- Comprendre l'entraînement en force pour les seniors

- Exercices du haut du corps

  - Poitrine

  - Dos

  - Épaules

  - Bras

- Exercices du bas du corps

  - Jambes

  - Les hanches

  - Fessiers

- Exercices de renforcement de base

CHAPITRE QUATRE : Entraînements cardiovasculaires

- Avantages de l'exercice cardiovasculaire

- Options cardio à faible impact

- Entraînement fractionné pour seniors

- Activités cardio amusantes à la maison

CHAPITRE CINQ : Flexibilité et mobilité

- Importance de la flexibilité pour les seniors

- Routine d'étirements statiques

- Yoga et Tai Chi pour les seniors

- Roulement de mousse et libération auto-myofasciale

CHAPITRE SIX : Récupération et récupération

- Importance du refroidissement

- Exercices de respiration profonde

- Routine d'étirements doux

- Conseils pour la récupération et la prévention des blessures

CHAPITRE SEPT : Conseils en matière de nutrition et d'hydratation

- Importance de la nutrition pour l'exercice

- Directives d'hydratation pour les personnes âgées

- Conseils nutritionnels avant et après l'entraînement

Introduction

Message de bienvenue

Bonjour et bienvenue dans "Le programme d'entraînement intensif à domicile pour seniors" ! Je suis si heureuse que vous ayez décidé de vous lancer sur cette voie vers une meilleure forme physique et un meilleur bien-être. Ce livre est particulièrement destiné aux personnes âgées qui souhaitent devenir plus fortes, plus flexibles et se sentir mieux partout dans le confort de leur foyer. Que vous essayiez d'améliorer votre régime actuel ou que vous commenciez tout juste votre aventure de remise en forme, ce livre vous fournira l'orientation et les encouragements dont vous avez besoin pour réussir.

Importance de l'exercice pour les personnes âgées

Les personnes âgées qui souhaitent conserver leur liberté, leur mobilité et leur qualité de vie en vieillissant doivent faire de l'exercice. L'exercice fréquent aide à développer les os et les muscles, à réduire le risque de développer des maladies chroniques comme le diabète, l'ostéoporose et les maladies cardiaques, et à améliorer la santé cardiovasculaire. Il a également été démontré que l'exercice améliore l'humeur, la santé mentale en général et les fonctions cognitives, ce qui aide les personnes âgées à conserver une attitude positive et à vivre une vie meilleure.

Avantages de s'entraîner à la maison

Les personnes âgées peuvent bénéficier grandement de l'exercice à domicile car c'est pratique, flexible et abordable. Vous pouvez vous entraîner à votre rythme sans avoir à vous rendre à la salle de sport ou à un cours de fitness lorsque vous suivez un plan d'entraînement à domicile. Cela peut être particulièrement utile pour les personnes âgées qui ont des horaires chargés ou une mobilité limitée. De plus, s'entraîner à domicile offre un cadre familier et confortable où vous pouvez vous entraîner à votre rythme sans les pressions ou les distractions fréquemment présentes dans les gymnases publics. De plus, vous pouvez économiser du temps et de l'argent en obtenant des résultats exceptionnels dans le confort de votre maison avec les outils et l'assistance appropriés.

Comment utiliser ce livre

Ce livre est destiné à servir de référence approfondie aux personnes âgées souhaitant s'entraîner à la maison. Il vous fournira toutes les informations dont vous avez besoin pour vous lancer et maintenir votre motivation. Chaque chapitre est structuré pour aborder une facette particulière de la condition physique, telle que l'activité cardiovasculaire, la flexibilité, l'entraînement en force, etc. Je suggère de lire l'introduction pour vous familiariser avec le matériel et de parcourir chaque chapitre pour tirer le meilleur parti de ce livre. Vous pouvez passer directement aux parties qui vous intéressent le plus ou revenir en arrière et revoir les chapitres si nécessaire pour vous assurer que vous avez tout appris. De plus, assurez-vous d'utiliser les plans d'exercices, les conseils et les autres ressources inclus dans le livre pour personnaliser votre parcours de remise en forme en fonction de vos propres besoins et objectifs. La cohérence est cruciale, alors décidez d'intégrer régulièrement de l'exercice à votre routine et profitez des nombreux bienfaits qu'il offre pour la santé et le bien-être.

CHAPITRE UN
Commencer

Évaluer votre niveau de forme physique

L'évaluation de votre niveau de forme physique est une première étape essentielle dans la création d'un programme d'exercices qui fonctionne pour vous et vos objectifs. Évaluez votre état de santé général ainsi que vos éventuelles limites physiques ou médicales. Tenez compte d'éléments comme la force, l'équilibre, la mobilité, la flexibilité et l'endurance cardiovasculaire.

Des tests ou des activités physiques simples, comme marcher sur une distance spécifique dans un laps de temps défini, évaluer votre équilibre en vous tenant debout sur une jambe ou exécuter un nombre prédéterminé de pompes ou de squats, sont un moyen utile d'évaluer votre niveau de forme physique. Vous pouvez utiliser ces tests pour déterminer vos points forts et votre potentiel d'amélioration.

Il est également essentiel de prêter attention à ce que vous ressentez pendant et après une activité physique, ainsi que d'écouter votre corps. Prenez note de toute douleur ou épuisement, car ils pourraient indiquer des domaines de votre programme d'entraînement qui nécessitent une attention ou des modifications.

Créer un espace d'entraînement sûr

Aménager une zone d'entraînement sécurisée à la maison est crucial pour réduire les risques de blessures et garantir un entraînement relaxant et productif. Commencez par sélectionner un endroit précis qui offre suffisamment d'espace pour que vous puissiez vous déplacer librement et effectuer des séances d'entraînement sans courir de danger. Pour rendre l'espace ouvert et sécurisé, retirez tous les meubles et débris.

Pensez ensuite à la surface de votre zone d'exercice. Pour offrir de la stabilité et réduire les risques de glissades et de chutes, utilisez une surface antidérapante comme un tapis ou un tapis en caoutchouc, en particulier lorsque vous effectuez des activités intenses ou d'équilibre.

Assurez-vous que votre zone d'entraînement est suffisamment éclairée pour améliorer la visibilité et réduire les risques d'accidents. Bien que la lumière naturelle soit la meilleure solution, si ce n'est pas une option, investissez dans des luminaires lumineux et mobiles pour éclairer correctement l'espace.

Enfin, pour garantir une ambiance d'entraînement confortable, pensez à la gestion de la température et à la ventilation. La surchauffe et l'inconfort pendant l'exercice peuvent être évités grâce à une ventilation et un contrôle de la température appropriés.

Équipement et tenue vestimentaire nécessaires

Pour commencer à vous entraîner à la maison, vous n'avez pas besoin d'équipement sophistiqué ou coûteux, mais disposer des bons outils peut améliorer votre expérience et maximiser vos résultats. Commencez par l'essentiel : des vêtements respirants et confortables qui vous permettent de bouger librement et évacuent la transpiration pour vous garder au sec et à l'aise tout au long de l'exercice.

Investissez dans un ensemble de kettlebells, d'haltères ou de bandes de résistance pour l'entraînement en force. Avec ces outils adaptables, vous pouvez cibler différentes zones musculaires et augmenter la difficulté de vos entraînements.

Pour un soutien et un amorti accrus pendant les exercices au sol et les programmes d'étirements, pensez à utiliser un tapis de yoga ou un ballon de stabilité. De plus, des versions modifiées d'entraînements classiques ou d'exercices d'équilibre peuvent être effectuées à l'aide d'une chaise ou d'une surface stable.

Si vous aimez faire travailler votre cœur, vous voudrez peut-être investir dans un vélo elliptique d'intérieur, un tapis roulant ou un vélo stationnaire. Comme alternative, vous pouvez opter pour des solutions moins coûteuses comme des cordes à sauter, des DVD d'entraînement ou des vidéos de fitness sur Internet qui nécessitent très peu d'équipement.

Au fur et à mesure que votre force et votre endurance augmentent, n'oubliez pas de commencer avec des poids moindres et d'augmenter progressivement la résistance. De plus, pour préserver vos pieds et offrir une stabilité pendant l'entraînement, portez des chaussures de soutien à tout moment. Vous pouvez commencer votre programme d'entraînement à domicile et atteindre vos objectifs de remise en forme si vous disposez de l'équipement et des vêtements appropriés.

CHAPITRE DEUX
Routines d'échauffement

Importance de l'échauffement

Tout programme d'exercices doit inclure un échauffement, mais c'est particulièrement important pour les personnes âgées. Il augmente la fréquence cardiaque, le flux sanguin vers les muscles et la mobilité articulaire, préparant ainsi le corps à l'activité physique. Réduire le risque de blessure pendant l'activité est l'un des principaux objectifs d'un échauffement. Un bon réchauffement du corps augmente la souplesse musculaire, réduisant ainsi le risque de tensions et de déchirures. Un échauffement aide également à la préparation mentale pour l'exercice à venir, permettant aux participants de se concentrer sur la forme et la technique appropriées.

Les personnes âgées peuvent effectuer cinq à dix minutes d'exercices cardiovasculaires légers, comme la marche rapide ou le vélo, dans le cadre de leur programme d'échauffement. Cela serait suivi d'activités d'étirement dynamiques pour déplacer les principaux groupes musculaires et articulations. Vous pouvez augmenter votre flexibilité, réduire les risques de blessures et augmenter vos performances en incluant un échauffement complet dans votre programme d'exercices.

Étirement dynamique

Améliorer la flexibilité, la mobilité et l'activation musculaire grâce à une amplitude de mouvement complète et contrôlée est l'objectif des étirements dynamiques. En augmentant la circulation sanguine et en stimulant les muscles, les étirements dynamiques aident le corps à se préparer à l'activité physique, contrairement aux étirements statiques, qui maintiennent un étirement pendant une longue période.

Les personnes âgées qui souhaitent s'étirer de manière dynamique peuvent essayer des cercles de bras, des balancements de jambes, des torsions du torse et des rotations des hanches. Ces exercices, qui peuvent être effectués debout ou assis, doivent se concentrer sur les principaux groupes musculaires du corps, notamment les jambes, les hanches et les épaules. Il est important d'exécuter des étirements dynamiques avec contrôle et douceur : les mouvements saccadés ou brusques doivent être évités.

Les étirements dynamiques peuvent aider à augmenter la coordination musculaire, à améliorer la mobilité des articulations et à réduire le risque de blessure pendant l'exercice. Cela devrait faire partie de votre programme d'échauffement. Les étirements dynamiques sont un choix accessible aux personnes âgées de tous âges et de toutes capacités, car ils peuvent être adaptés aux besoins individuels et aux niveaux de condition physique.

Exercices de mobilité articulaire

Afin de maintenir un mouvement et une fonctionnalité totale, les personnes âgées doivent maintenir la mobilité articulaire. Les exercices qui augmentent l'amplitude des mouvements, lubrifient les articulations et soulagent la raideur sont particulièrement bénéfiques pour les articulations sujettes à l'usure et aux tensions liées à l'âge, comme les épaules, les hanches et les genoux.

Les seniors peuvent pratiquer des exercices de mobilité articulaire tels que des rotations du cou, des cercles de poignets, des cercles de chevilles et des cercles d'épaules. Pour éviter les tensions ou le surmenage, ces exercices doivent être effectués lentement et délibérément, en mettant l'accent sur des mouvements doux. Lorsque vous effectuez des exercices de mobilité articulaire, il est essentiel de prêter attention à votre corps et de vous arrêter si vous ressentez une douleur ou un inconfort.

L'inclusion d'exercices de mobilité articulaire dans votre programme d'échauffement peut contribuer à améliorer la santé et la fonctionnalité des articulations, à réduire le risque de blessure et à améliorer la flexibilité. De plus, les personnes âgées qui effectuent régulièrement des exercices de mobilité articulaire peuvent préserver leur indépendance et leur mobilité en vieillissant.

Échauffement cardio doux

L'un des meilleurs moyens d'augmenter la fréquence cardiaque, d'améliorer la circulation sanguine et de préparer le système cardiovasculaire à des exercices plus intenses consiste à effectuer un léger échauffement aérobique. Un échauffement aérobique à faible impact est la meilleure option pour les personnes âgées afin de réduire le stress articulaire et les risques de blessures.

Les personnes âgées peuvent bénéficier de l'aérobic à faible impact, de la marche rapide, de la marche sur place ou de l'utilisation d'intensité modérée d'un appareil elliptique ou d'un vélo stationnaire comme activités d'échauffement cardio douces. La durée de l'échauffement aérobique, qui dure généralement de cinq à dix minutes, doit être adaptée au degré de forme physique de chaque personne.

Vous pouvez améliorer votre santé cardiovasculaire, améliorer votre circulation et vous préparer mentalement à l'entraînement en incluant un léger échauffement aérobique dans votre programme. De plus, un échauffement cardiaque aidera à augmenter l'énergie et à réduire la lassitude, ce qui facilitera l'exécution d'exercices avec une forme et une technique appropriées.

CHAPITRE TROIS

L'entraînement en force

Comprendre l'entraînement en force pour les seniors

L'objectif de l'entraînement en force, également appelé entraînement en résistance ou haltérophilie, est d'augmenter la force musculaire, l'endurance et les performances physiques générales. L'entraînement en force est particulièrement avantageux pour les personnes âgées car il augmente la capacité fonctionnelle pour les activités quotidiennes, améliore la densité osseuse et neutralise la perte musculaire liée à l'âge.

Les seniors doivent se concentrer sur l'adoption d'une forme et d'une technique correctes lors de l'entraînement en force afin de réduire les risques de blessures. Il est essentiel de commencer avec de petits poids ou des bandes de résistance et de passer à un entraînement plus intense à mesure que votre force et votre confiance augmentent. L'intégration de plusieurs exercices axés sur des groupes musculaires distincts est cruciale pour obtenir un programme de musculation complet et efficace.

Les exercices de musculation peuvent être effectués avec des haltères, des bandes de résistance, des appareils de musculation ou même simplement avec votre propre poids. Les personnes âgées doivent sélectionner les exercices en fonction de leur niveau de forme physique actuel et modifier le poids ou la résistance si nécessaire.

Exercices du haut du corps

Les seniors qui veulentaider aux activités de la vie quotidienne, y compris soulever des objets, atteindre des hauteurs et maintenir une bonne posture, doivent maintenir la force du haut du corps. Votre programme de musculation peut être amélioré en incluant une gamme d'exercices pour le haut du corps pour améliorer le tonus musculaire, la stabilité et la mobilité fonctionnelle.

Poitrine

Les presses thoraciques, les pompes et les mouches thoraciques sont des exercices qui font travailler les muscles de la poitrine. Les muscles pectoraux, essentiels aux mouvements de poussée et à la stabilité du haut du corps, sont renforcés par ces exercices.

Dos

Lignes, menus déroulants latéraux et inversemouches travaillez le grand dorsal, les rhomboïdes et les trapèzes, qui sont les muscles du haut et du milieu du dos. Augmenter la force de ces muscles peut améliorer la posture, réduire les risques de maux de dos et améliorer la force générale du haut du corps.

Épaules

Les exercices pour les épaules qui font travailler les muscles deltoïdes comprennent les élévations frontales, les élévations latérales et les pressions sur les épaules. Pour les mouvements aériens et la stabilité des épaules, en particulier dans les tâches telles que tendre la main, soulever et porter, des épaules solides sont cruciales.

Bras

Les exercices de bras qui font travailler les biceps, les triceps et les avant-bras comprennent les boucles de marteau, les extensions de triceps et les boucles de biceps. Pour les tâches quotidiennes comme ouvrir des bocaux ou transporter des courses, ainsi que pour saisir, soulever et transporter des objets, des muscles forts des bras sont essentiels.

Exercices du bas du corps

La capacité des personnes âgées à bouger, à s'équilibrer et à être indépendantes dépend de leur capacité à maintenir la force du bas du corps. Votre programme de musculation peut bénéficier de l'inclusion d'une gamme d'exercices pour le bas du corps pour améliorer la santé des articulations, la force musculaire et la stabilité.

Jambes

Les levées de jambes, les extensions de jambes, les fentes et les squats font partie des exercices qui font travailler les jambes. Les quadriceps, les ischio-jambiers et les fessiers – muscles nécessaires pour se tenir debout, marcher et monter les escaliers – sont renforcés par ces activités.

Les hanches

Les muscles qui entourent les hanches, tels que les fessiers, les fléchisseurs de la hanche et les abducteurs, peuvent être renforcés à l'aide d'exercices de hanche, notamment des ponts de hanche, des abductions de hanche et des extensions de hanche. La stabilité, l'équilibre et la mobilité sont tous facilités par des muscles de hanche forts, en particulier lorsque vous vous levez d'une position assise ou que vous marchez sur un sol inégal.

Fessiers

Les exercices conçus spécifiquement pour cibler les muscles fessiers comprennent les coquilles, les poussées de hanche et les ponts fessiers. Le renforcement des fessiers augmente la force et la puissance totales du bas du corps, réduit le risque de chute et améliore la stabilité des hanches.

Exercices de renforcement de base

Pour que les personnes âgées maintiennent une posture, un équilibre et une stabilité appropriés lors des activités quotidiennes, un tronc solide est nécessaire. Les exercices qui renforcent les muscles abdominaux, inférieurs du dos et pelviens peuvent aider à réaligner la colonne vertébrale et à réduire les risques de blessures.

Les seniors qui souhaitent améliorer leur tronc peuvent réaliser des planches, des bird dogs, des twists russes et des crunchs à vélo. Pour augmenter la force et la stabilité du tronc, effectuez ces exercices qui font travailler simultanément les droits de l'abdomen, les obliques et l'abdomen transversal.

Pary compris Grâce aux entraînements qui renforcent le noyau de votre routine, vous pouvez réduire vos risques de chute et augmenter votre indépendance dans les tâches quotidiennes en améliorant votre équilibre, votre posture et votre mobilité fonctionnelle totale. Un programme complet de musculation pour les personnes âgées doit inclure un tronc solide, car il peut également contribuer à réduire les maux de dos et à améliorer la santé globale de la colonne vertébrale.

CHAPITRE QUATRE

Entraînements cardiovasculaires

Avantages de l'exercice cardiovasculaire

L'exercice aérobique, parfois appelé exercice cardiovasculaire, est essentiel pour préserver la santé cardiaque, améliorer la condition physique générale et augmenter la circulation. L'exercice cardiovasculaire a de nombreux effets positifs sur la santé physique et mentale des personnes âgées.

Une activité aérobie fréquente abaisse la tension artérielle, renforce le muscle cardiaque et améliore la fonction pulmonaire, ce qui contribue tous àminimiser le risque de maladie cardiaque et d'accident vasculaire cérébral. De plus, l'exercice aérobique améliore l'efficacité du corps à utiliser l'oxygène, ce qui entraîne finalement une augmentation de l'endurance et de l'endurance.

L'activité cardiovasculaire augmente le métabolisme et brûle des calories, ce qui contribue à la gestion du poids. Les personnes âgées qui souhaitent conserver un poids santé et réduire leurs risques de développer des maladies liées à l'obésité comme le diabète et les douleurs articulaires peuvent trouver cela très utile.

Il a également été démontré que l'exercice cardiovasculaire améliore la santé mentale en réduisant le stress, l'anxiété et les symptômes dépressifs. L'exercice aérobique provoque la libération d'endorphines, qui peuvent améliorer l'humeur, augmenter l'énergie et améliorer les performances cognitives.

Options cardio à faible impact

Pour les personnes âgées qui souhaitent bénéficier d'exercices aérobiques tout en évitant le stress articulaire et les risques de blessures, les exercices cardiovasculaires à faible impact constituent un excellent choix. Parce que les entraînements à faible impact sont doux pour le corps, les personnes souffrant d'inconfort articulaire, d'arthrite ou de mobilité limitée peuvent en bénéficier.

La marche, la natation, le vélo, l'aquagym et l'utilisation de machines elliptiques ou de vélos stationnaires sont quelques options de remise en forme à faible impact pour les personnes âgées. Ces exercices offrent un excellent entraînement cardiovasculaire sans causer de stress excessif aux chevilles, aux hanches ou aux genoux.

La marche est l'un des moyens les plus simples et les plus efficaces pour les personnes âgées de pratiquer des exercices cardio à faible impact. Il est pratiquement portable, nécessite peu d'équipement et s'adapte facilement à une gamme de niveaux de compétence et de condition physique. Les personnes âgées qui souhaitent gagner en endurance peuvent commencer par des promenades courtes et tranquilles, puis augmenter progressivement la durée et l'intensité.

Entraînement fractionné pour seniors

Avec l'entraînement par intervalles, les entraînements de haute intensité sont entrecoupés de repos ou d'activités de moindre intensité. L'amélioration de la forme cardiovasculaire, l'augmentation du métabolisme et la combustion plus rapide des calories sont toutes rendues possibles par ce type d'entraînement.

Les seniors peuvent ajuster l'entraînement par intervalles en fonction de leurs propres objectifs et contraintes de mise en forme. Les seniors peuvent remplacer les activités à faible impact comme le vélo, l'aquagym ou la marche rapide par des activités à fort impact comme le sprint ou le saut dans leurs programmes d'entraînement par intervalles.

Les personnes âgées qui participent à un entraînement par intervalles peuvent alterner une minute de vélo d'intensité modérée ou de marche rapide avec une minute de marche de récupération ou d'étirements légers. Pendant un total de vingt à trente minutes, ce schéma d'intervalles peut être répété, en fonction des préférences personnelles et du niveau de forme physique.

Activités cardio amusantes à la maison

Les seniors peuvent maintenir leur motivation et leur dévouement à leur programme d'exercice en participant à des exercices cardio divertissants et agréables à la maison. Le cardio peut être intégré à votre vie quotidienne de diverses manières, par exemple en dansant, en jardinant ou en jouant avec vos petits-enfants.

Les seniors peuvent passer un bon moment et s'exprimer de manière créative tout en augmentant leur rythme cardiaque en dansant. Danser, qu'il s'agisse de danse de salon, de ligne ou simplement de bouger sur votre musique préférée dans le salon, fait bien travailler votre cœur sans avoir l'impression de faire de l'exercice.

Le jardinage est une autre activité intéressante qui aide les personnes âgées à rester actives et à renforcer leur système cardiovasculaire. Se pencher, soulever et atteindre sont des mouvements nécessaires pour des tâches telles que planter, désherber et arroser qui sollicitent plusieurs groupes musculaires et augmentent la fréquence cardiaque. De plus, des études ont démontré les nombreux effets positifs des activités de plein air sur la santé physique et mentale.

En plus d'être agréable, jouer avec des petits-enfants ou des chiens permet aux aînés de bouger davantage et d'augmenter leur rythme cardiaque. Jouer à des jeux comme attraper, courir après un ballon ou se promener avec ses proches peut ajouter un élément ludique à l'exercice cardiovasculaire, le rendant plus agréable et épanouissant.

Trouver quelque chose que vous attendez avec impatience et que vous aimez faire est en fin de compte la clé pour maintenir un programme d'exercice régulier. Inclure des activités agréables et intéressantes dans votre vie quotidienne vous aidera à rester actif, en bonne santé et heureux en vieillissant, qu'il s'agisse de nager, de danser, de marcher ou de jardiner.

CHAPITRE CINQ

Flexibilité et mobilité

Importance de la flexibilité pour les personnes âgées

À mesure que nous vieillissons, la flexibilité est essentielle pour préserver la mobilité, réduire les risques de blessures et améliorer la fonction physique générale. Maintenir la flexibilité est crucial pour que les personnes âgées puissent se pencher, atteindre et se tourner avecfacilité, entre autres tâches quotidiennes. De plus, la flexibilité réduit le risque de chutes et améliore la qualité de vie générale en favorisant la posture, l'équilibre et la santé des articulations.

Nos muscles deviennent naturellement moins flexibles et plus tendus à mesure que nous vieillissons, ce qui réduit notre amplitude de mouvement et augmente notre raideur. Des exercices de flexibilité fréquents améliorent la mobilité articulaire, réduisent la tension musculaire et étirent et allongent les muscles, les tendons et les ligaments pour aider à prévenir ces changements liés à l'âge.

Inclure un entraînement de flexibilité dans votre programme peut également aider à résoudre les problèmes courants liés à l'âge, tels que les muscles déséquilibrés, les raideurs articulaires et les maux de dos. Les seniors peuvent prolonger leur qualité de vie, conserver leur indépendance et améliorer leurs performances physiques en augmentant leur flexibilité jusqu'à un âge avancé.

Routine d'étirements statiques

Les étirements statiques consistent à maintenir une posture étirée sans sauter ni saccades pendant une durée prédéterminée, généralement de 15 à 30 secondes. De tels étirements allongent progressivement les muscles et augmentent leur amplitude de mouvement, ce qui contribue à améliorer la flexibilité au fil du temps.

Les personnes âgées peuvent bénéficier d'un programme d'étirements statiques de base axé sur les étirements majeurs.muscle groupes dans leur corps, y compris les ischio-jambiers, les quadriceps, les mollets, la poitrine, les épaules et le dos. Les étirements statiques qui peuvent être effectués comprennent les étirements des épaules, de la poitrine, des mollets et des ischio-jambiers.

Les personnes âgées peuvent effectuer un étirement statique en se mettant d'abord doucement en position d'étirement jusqu'à ce qu'elles ressentent une légère tension dans leurs muscles, puis en maintenant l'étirement pendant la durée choisie. Il est essentiel de prendre de profondes respirations et de se détendre pendant l'étirement ; tout mouvement brusque ou vigoureux risque de vous blesser.

Les étirements statiques sont un outil utile pour favoriser la relaxation, réduire les tensions musculaires et améliorer la flexibilité. Vous pouvez intégrer cette technique à votre routine quotidienne, par exemple juste avant de vous coucher ou après un exercice. Étirez-vous dans votre plage de confort tout en faisant attention à votre corps pour éviter la douleur ou l'inconfort.

Yoga et Tai Chi pour les seniors

Les anciens exercices corps-esprit comme le yoga et le tai-chi offrent aux aînés de nombreux avantages, tels qu'une force, une flexibilité, un équilibre et une santé mentale accrus. Ces programmes d'exercices légers mettent l'accent sur la respiration consciente, les mouvements délibérés et les poses régulées pour encourager la relaxation mentale et physique.

Le yoga encourage la flexibilité, la force et la relaxation en combinant des positions, ou asanas, avec des exercices de respiration et de méditation. Les personnes âgées de tous âges et de tous niveaux de condition physique peuvent pratiquer le yoga, car de nombreuses poses peuvent être modifiées pour répondre à des besoins et à des restrictions spécifiques. Les poses de yoga pour seniors comprennent la pose de l'arbre, le pli assis vers l'avant, l'étirement chat-vache et le chien face vers le bas.

Le tai-chi, art martial chinois, met fortement l'accent sur des mouvements délibérés et progressifs qui améliorent la flexibilité, l'équilibre et la clarté mentale. Les formes ou routines de Tai Chi sont constituées d'une série de mouvements bien planifiés qui sont exécutés lentement et délibérément. Les personnes âgées qui pratiquent régulièrement le tai-chi peuvent améliorer leur bien-être physique et émotionnel, réduire leurs risques de chute et améliorer leur équilibre.

Pour les seniors, le yoga et le tai-chi offrent des méthodes sûres et efficaces pour améliorer leur flexibilité, leur mobilité et leur qualité de vie en général. Des cours destinés aux personnes âgées sont fréquemment proposés dans les centres communautaires, les centres pour personnes âgées et les studios de fitness, offrant ainsi un espace sûr aux personnes âgées pour en apprendre davantage sur ces habitudes bénéfiques pour la santé.

Roulement de mousse et libération auto-myofasciale

À l'aide d'un rouleau en mousse ou d'autres instruments d'auto-massage, les techniques de roulement de mousse et de relâchement auto-myofascial appliquent une pression sur les parties tendues ou restreintes du corps pour aider à relâcher les tensions, augmenter la flexibilité et réduire la raideur musculaire.

Afin de libérer les trigger points, les adhérences et les nœuds, le roulement de mousse est utilisé sur le fascia, le tissu conjonctif qui enveloppe les muscles, les tendons et les ligaments. Les personnes âgées peuvent améliorer la circulation sanguine, briser les tissus cicatriciels et favoriser la réparation des muscles et des tissus environnants en roulant sur les zones tendues ou douloureuses.

Le roulement de mousse est fréquemment utilisé sur les mollets, les ischio-jambiers, les quadriceps, les fessiers, le dos et les épaules. Les personnes âgées qui ont besoin de plus de pression peuvent l'augmenter progressivement en utilisant leur poids corporel pour gérer l'intensité du massage.

Des méthodes d'auto-libération myofasciale, telles que l'application de balles de massage, de balles de crosse ou de masseurs portables, peuvent être utilisées en plus du roulement de mousse pour cibler des zones particulières d'inconfort ou de tension. À l'aide de ces appareils, les personnes âgées peuvent appliquer une pression ciblée sur les muscles tendus ou sur les points déclencheurs, réduisant ainsi la douleur et augmentant l'amplitude des mouvements.

L'inclusion de méthodes de libération auto-myofasciale et de roulements de mousse dans votre régime peut aider les personnes âgées à éviter les blessures, à réduire les tensions musculaires et à augmenter leur flexibilité. L'intégration régulière de ces techniques de soins personnels dans une routine d'échauffement ou de récupération peut offrir à la fois une réduction du stress à court terme et des avantages à long terme pour la santé physique et le bien-être général.

CHAPITRE VI
Refroidissement et récupération

Importance du refroidissement

Bien qu'elle soit souvent négligée, la partie récupération d'une routine d'exercice est essentielle pour favoriser la récupération, réduire les douleurs musculaires et éviter les blessures. Le refroidissement permet au corps de revenir progressivement à un état de repos après un entraînement intense, ce qui aide à contrôler la tension artérielle, la température corporelle et la fréquence cardiaque.

Le principal avantage d'une période de récupération est qu'elle empêche le sang de s'accumuler dans les extrémités, ce qui peut provoquer des étourdissements ou des évanouissements. Le cœur peut continuer à pomper le sang efficacement, évitant ainsi l'accumulation de sang dans les jambes et aidant à l'élimination des déchets des muscles, en réduisant progressivement l'intensité de l'exercice et en ajoutant une activité aérobique légère.comme marcher ou le vélo.

De plus, le refroidissement aide à prévenir l'accumulation d'acide lactique dans les muscles, ce qui peut exacerber l'inconfort et la raideur musculaire après une séance d'entraînement. Les muscles ont le temps de se détendre et de relâcher les tensions lorsque le corps peut revenir progressivement à un état de repos, ce qui réduit le risque de douleurs et accélère la guérison.

Après un exercice, une récupération appropriée peut également contribuer à favoriser la relaxation mentale et à réduire le niveau de stress. Pendant la phase de récupération, la pratique de la pleine conscience, des exercices de respiration profonde et des étirements modérés peuvent aider à détendre l'esprit et à améliorer le bien-être général.

Exercices de respiration profonde

Des techniques simples mais puissantes pour améliorer la récupération après l'exercice, réduire les niveaux de stress et encourager la relaxation sont les exercices de respiration profonde. Le système nerveux parasympathique, qui favorise le repos et la relaxation et aide à réguler la tension artérielle et la fréquence cardiaque, est activé par la respiration profonde.

La respiration diaphragmatique, parfois appelée respiration abdominale, est un type d'exercice de respiration profonde. Les seniors peuvent s'asseoir ou s'allonger dans une posture confortable et pratiquer la respiration diaphragmatique en plaçant une main sur leur ventre et l'autre sur leur poitrine. Ils doivent se concentrer sur l'extension de leur abdomen et le sentir se soulever comme un ballon lorsqu'ils inspirent profondément par le nez. Ils doivent alors ressentir un léger dégonflement du ventre en expirant lentement par les lèvres.

La technique 4-7-8 est un autre exercice de respiration profonde qui implique quatre temps d'inspiration, sept temps de retenue de la respiration et huit temps d'expiration. Ce modèle favorise le calme et la relaxation tout en aidant à la régulation respiratoire.

Des exercices de respiration profonde peuvent être ajoutés à la récupération après une séance d'entraînement pour faciliter la réduction du stress et la guérison. Les seniors peuvent maximiser les bienfaits de leur exercice pour la santé et améliorer leur bien-être général en consacrant une courte période de temps à pratiquer une respiration profonde et contrôlée.

Routine d'étirements doux

Il est essentiel d'effectuer un léger étirement après l'entraînement pour améliorer la guérison, favoriser la flexibilité et soulager les tensions musculaires. Afin d'augmenter l'amplitude des mouvements et d'allonger les muscles, les étirements peuvent aider à prévenir les blessures et à augmenter la mobilité en général.

Les étirements axés sur de grands groupes musculaires, notamment les ischio-jambiers, les quadriceps, les mollets, la poitrine, les épaules et le dos, peuvent faire partie d'un programme d'étirements légers pour les personnes âgées. Les étirements couramment effectués comprennent des exercices sur les épaules, les ischio-jambiers, les mollets et la poitrine.

Les personnes âgées peuvent étirer leurs muscles doucement en se déplaçant lentement et doucement dans la posture jusqu'à ce qu'une légère tension soit ressentie dans le muscle. Après cela, ils doivent maintenir l'étirement pendant 15 à 30 secondes. Il est crucial d'éviter les mouvements de rebond ou de secousses car ils augmentent le risque de dommages.

S'étirer régulièrement pendant la phase de récupération d'un programme d'exercices peut aider les personnes âgées à augmenter leur amplitude de mouvement, à réduire l'inconfort dû aux muscles tendus et à encourager la relaxation. Les étirements peuvent également aider à relâcher les muscles tendus et à améliorer la posture en général, ce qui finira par améliorer l'alignement et réduire les risques de blessures.

Conseils pour la récupération et la prévention des blessures

Les seniors peuvent utiliser diverses autres techniques dans leur pratique pour accélérer la récupération et éviter les blessures, en plus des étirements et de la récupération.

Les personnes âgées doivent d'abord privilégier une alimentation et une hydratation adéquates afin de faciliter leur récupération et de remplacer les nutriments et les liquides perdus après une activité. La régénération et la récupération musculaires peuvent être favorisées par une alimentation équilibrée, riche en fruits, légumes, protéines maigres et grains entiers, ainsi qu'en buvant de l'eau souvent tout au long de la journée.

Les seniors doivent également apprendre à écouter leur corps et à reconnaître tout signe d'épuisement ou de surentraînement. Afin de prévenir les blessures dues au surmenage et l'épuisement professionnel, il est essentiel de vous accorder suffisamment de temps pour vous reposer et guérir entre les entraînements.

Troisièmement, pour éviter les blessures dues au surmenage et maintenir la santé de leurs muscles et de leurs articulations, les personnes âgées devraient varier leurs programmes d'exercices. La monotonie de l'exercice peut être évitée et les entraînements maintenus intéressants et difficiles en variant les exercices, les niveaux d'intensité et les modalités d'entraînement.

Les personnes âgées devraient donner la priorité à un sommeil suffisant afin de favoriser leur récupération et leur bien-être général. Visez 7 à 9 heures de sommeil de haute qualité chaque nuit, car ces quantités sont essentielles à la performance du système immunitaire, à l'équilibre hormonal et à la récupération musculaire.

Les personnes âgées peuvent favoriser la meilleure récupération possible, réduire leurs risques de blessures et bénéficier des avantages d'une activité constante jusqu'à un âge avancé en mettant en œuvre ces pratiques de récupération dans leur routine quotidienne.

CHAPITRE SEPT

Conseils de nutrition et d'hydratation

Importance de la nutrition pour l'exercice

En particulier pour les personnes âgées, la nutrition est essentielle pour favoriser la santé globale, la récupération après une activité et la performance physique. Les nutriments essentiels et l'énergie nécessaires pour soutenir l'exercice physique, guérir les muscles et préserver le fonctionnement normal du corps sont fournis par une alimentation saine.

Étant donné que les modifications des besoins alimentaires liées à l'âge coïncident avec un métabolisme plus lent, la nutrition devient encore plus importante pour les seniors. Une alimentation équilibrée qui met l'accent sur les grains entiers, les fruits, les légumes, les viandes maigres et les graisses saines peut aider les personnes âgées à répondre à leurs besoins alimentaires et à maintenir leur santé et leur bien-être en général.

Les seniors doivent notamment consommer suffisamment de protéines pour favoriser la préservation et la réparation de leurs muscles, notamment lorsqu'elles sont associées à une activité régulière. Les viandes maigres, le poulet, le poisson, les œufs, les produits laitiers, les lentilles et le tofu sont des exemples d'aliments riches en protéines qui devraient être consommés à chaque repas pour favoriser la santé et la récupération musculaire.

Les personnes âgées déshydratées ont également du mal à maintenir un équilibre hydrique approprié, à contrôler la température corporelle et à faciliter la digestion et l'absorption des nutriments. Les personnes âgées peuvent améliorer leur santé générale et leurs performances en étant correctement hydratées et en mangeant des repas riches en eau, comme des fruits et des légumes.

Lignes directrices en matière d'hydratation pour les personnes âgées

Les personnes âgées doivent boire suffisamment d'eau pour rester en bonne santé, contrôler leur température corporelle et éviter la déshydratation, notamment lors d'exercices physiques ou par temps chaud. Étant donné que la sensation de soif peut diminuer avec l'âge, il est essentiel que les personnes âgées surveillent leur consommation de liquides et maintiennent leur niveau d'hydratation tout au long de la journée.

Pour les personnes âgées, 8 à 10 tasses de liquide doivent être consommées quotidiennement, ou plus si elles font de l'exercice vigoureusement ou si elles se trouvent dans un environnement chaud et humide. Bien que l'eau soit la boisson idéale pour rester hydraté, d'autres liquides peuvent également aider, notamment l'eau aromatisée, les tisanes et les boissons électrolytiques à faible teneur en sucre.

Les personnes âgées doivent également être conscientes des symptômes de déshydratation, notamment la léthargie, les maux de tête, l'urine foncée et la bouche sèche. Les personnes âgées devraient boire plus d'eau si elles présentent l'un de ces symptômes, et si elles sont à l'extérieur, elles devraient trouver de l'ombre ou la climatisation.

Les personnes âgées qui font de l'exercice devraient consommer de l'eau avant, pendant et après une activité physique afin de rester bien hydratées et de reconstituer les liquides perdus par la transpiration. Boire de l'eau pendant que vous vous entraînez peut aider à améliorer à la fois les performances et la récupération en prévenant la déshydratation.

Conseils nutritionnels avant et après l'entraînement

La santé globale des personnes âgées, la récupération après l'exercice et la performance physique dépendent toutes de leur régime alimentaire avant et après l'entraînement. Afin de favoriser la réparation et la récupération musculaires et d'offrir une énergie soutenue, les personnes âgées devraient essayer de prendre un petit-déjeuner ou une collation équilibrée comprenant des glucides, des protéines et une petite quantité de graisses saines avant de faire de l'exercice.

Les personnes âgées peuvent manger des muffins anglais à grains entiers avec de l'avocat, du yaourt grec avec des baies ou des bananes avec du beurre d'amande comme collations avant l'entraînement. Ces choix offrent un équilibre de graisses saines pour la satiété, de protéines pour la réparation musculaire et de glucides pour l'énergie.

Les personnes âgées devraient accorder une grande priorité au ravitaillement en protéines et en glucides après l'exercice pour favoriser la régénération musculaire et la reconstitution du glycogène. Pour optimiser l'absorption et la récupération des nutriments, les personnes âgées devraient idéalement s'efforcer de prendre un repas ou une collation après l'entraînement dans les 30 à 60 minutes suivant l'exercice.

Les personnes âgées peuvent prendre un wrap à la dinde et aux légumes, des toasts complets avec des œufs brouillés ou un smoothie protéiné aux fruits comme collation après l'entraînement. Ces choix offrent la bonne quantité de protéines et de glucides pour reconstituer les muscles et faciliter la récupération.

Les personnes âgées doivent faire attention à leur apport hydrique en plus de manger après l'exercice pour reconstituer les liquides perdus par la transpiration et maintenirhydratation. Faire le plein de liquides et favoriser la récupération après l'exercice peut être obtenu en consommant de l'eau ou une boisson pour sportifs contenant des électrolytes.

Les seniors peuvent maximiser leurs performances, améliorer leur récupération musculaire et améliorer leur santé et leur bien-être en général en faisant d'une alimentation et d'une hydratation appropriées une priorité avant et après l'exercice. Il est essentiel de prêter attention à votre corps et de modifier votre régime alimentaire en fonction de vos besoins et préférences uniques.

CHAPITRE HUIT
Suivi des progrès et ajustements

Tenir un journal d'entraînement

Les seniors peuvent suivre leurs progrès, maintenir leur motivation et modifier leur programme d'exercice au fil du temps en tenant un journal de remise en forme. Les personnes âgées peuvent tenir un journal d'entraînement dans lequel elles peuvent inclure des détails essentiels sur leurs entraînements, y compris les exercices qu'ils ont effectués, les séries et répétitions qu'ils ont terminées, les poids qu'ils ont utilisés et toute autre note ou observation.

Les personnes âgées qui souhaitent tenir un journal de remise en forme peuvent utiliser une plateforme en ligne, une application pour smartphone ou un ordinateur portable pour enregistrer leurs séances d'entraînement.

Chaque séance d'exercices doit être documentée en détail, y compris la date, l'heure, la durée et le type d'exercice effectué. Les personnes âgées peuvent également inclure des notes sur leurs sentiments pendant l'entraînement, les difficultés ou les réalisations qu'elles ont rencontrées, ainsi que les modifications ou ajouts qu'elles ont apportés à leur régime.

Les seniors peuvent suivre leurs progrès au fil du temps et repérer des tendances ou des modèles dans leurs performances en examinant et en mettant régulièrement à jour leur journal d'entraînement. De plus, cela peut agir comme une source de responsabilité et d'incitation, en aidant les personnes âgées à rester concentrées sur leurs objectifs de mise en forme et à reconnaître leurs réalisations en cours de route.

Comment suivre les progrès

Les seniors qui souhaitent surveiller leur condition physique, identifier les domaines de développement et établir des objectifs raisonnables pour l'avenir doivent suivre leurs progrès. Les personnes âgées peuvent suivre leurs progrès à l'aide de diverses techniques, telles que des évaluations objectives, des évaluations de performance et des mesures physiques.

Le poids, la composition corporelle et le tour de taille sont des exemples de mesures physiques qui peuvent fournir des informations objectives sur les changements dans la composition corporelle et l'état de santé général. Les personnes âgées peuvent surveiller l'évolution de ces paramètres au fil du temps à l'aide d'un ruban à mesurer, d'un pied à coulisse ou d'une balance.

Les seniors peuvent examiner les progrès réalisés dans certaines caractéristiques de condition physique grâce à des évaluations de performance, telles que des tests de force, d'endurance et de flexibilité. Les seniors peuvent surveiller les changements dans la quantité de poids soulevés pendant l'entraînement en force, le temps nécessaire pour terminer une activité cardio ou les gains en amplitude de mouvement et en flexibilité, par exemple.

Les mesures subjectives, telles que les auto-évaluations de l'humeur, de l'énergie et du bien-être général, peuvent fournir des informations importantes sur la santé mentale et physique des personnes âgées. Les personnes âgées qui font de l'exercice peuvent évaluer leur niveau d'énergie, leur humeur et leur perception de l'effort à l'aide d'une échelle d'évaluation de base, comme une échelle de 1 à 10.

Les seniors peuvent avoir une connaissance approfondie de leur niveau de forme physique et porter des jugements éclairés concernant leur programme d'exercice et leurs objectifs en combinant ces différentes approches de suivi des progrès.

Modifier les exercices pour les besoins individuels

Les personnes âgées doivent modifier leurs entraînements pour répondre à leurs besoins uniques afin d'améliorer l'efficacité, de maintenir la sécurité et de s'adapter aux restrictions. Des modifications des exercices peuvent être nécessaires pour les personnes âgées en raison de problèmes médicaux, de douleurs articulaires ou d'une mobilité limitée.

Réduire l'amplitude des mouvements ou l'intensité d'une activité pour la rendre plus confortable et contrôlable est une modification courante chez les personnes âgées. Les personnes âgées ayant des problèmes d'épaule, par exemple, peuvent faire des presses à épaules avec des poids plus petits ou des bandes de résistance, ou encore faire des squats partiels plutôt que des squats profonds.

L'utilisation d'équipements ou d'aides d'assistance pour améliorer la stabilité et l'équilibre pendant l'exercice est une autre modification recommandée pour les personnes âgées. Les personnes âgées peuvent adapter les exercices traditionnels et réduire le stress articulaire en utilisant des ballons de stabilité ou des bandes de résistance, ou elles peuvent utiliser une chaise, un mur ou des aides à l'équilibrage pour se soutenir lorsqu'elles effectuent des activités debout.

Les seniors peuvent également modifier leurs entraînements pour se concentrer sur des groupes musculaires particuliers ou pour traiter des zones faibles ou déséquilibrées. Par exemple, pour améliorer la stabilité et la posture, les personnes âgées dont les muscles centraux sont faibles pourraient se concentrer sur des exercices de renforcement du tronc comme les planches, les chiens d'oiseaux ou les inclinaisons pelviennes.

Les seniors peuvent garantir une expérience de remise en forme sûre et efficace qui correspond à leurs propres objectifs et préférences en personnalisant les activités en fonction de leurs besoins.

Faire face aux plateaux et aux revers

Les personnes âgées qui recherchent une forme physique peuvent souvent se heurter à des obstacles tels que des revers et des plateaux, mais avec de la persévérance, de la patience et une bonne attitude, elles peuvent les surmonter. Un revers est une brève régression ou une baisse des performances, tandis qu'un plateau se produit lorsque la croissance ralentit ou s'arrête même avec un effort continu.

Les seniors peuvent surmonter les plateaux et les revers en prenant des mesures proactives pour réévaluer leurs objectifs, modifier leur stratégie et maintenir leur motivation. Pour pousser le corps au-delà de sa zone de confort et surmonter les plateaux, une tactique consiste à modifier le volume, la durée et l'intensité des entraînements. Pour que les entraînements restent intéressants et passionnants, les seniors peuvent également expérimenter l'ajout de nouveaux mouvements, méthodes ou modalités d'entraînement.

Une approche alternative consisterait à se concentrer sur les succès hors échelle et à reconnaître les progrès dans d'autres domaines de la condition physique, tels que l'amélioration de la force, de l'endurance, de la flexibilité ou de la santé générale. En réorientant l'accent de la perte de poids vers la santé générale et l'exercice, les personnes âgées peuvent maintenir leur motivation et leur inspiration pour continuer.

Les personnes âgées devraient également apprendre à faire preuve de patience et de compassion lorsqu'elles connaissent des revers ou des plateaux. Faire des progrès demande du temps et les obstacles font partie du chemin. Les aînés doivent se rappeler que la persévérance et la cohérence sont essentielles au succès à long terme et célébrer leurs réalisations, aussi mineures soient-elles.

Grâce à la persévérance, à la flexibilité et à l'adaptation face aux plateaux et aux échecs, les seniors peuvent surmonter les défis, continuer d'avancer et finalement atteindre leurs objectifs de mise en forme.

Conclusionn

Célébrez toutes vos réalisations, aussi petites soient-elles, en repensant à votre parcours de remise en forme. Chaque réalisation est un motif de célébration, qu'il s'agisse d'une force accrue, d'une meilleure flexibilité ou simplement d'un engagement à suivre un programme d'entraînement régulier. Reconnaissez les progrès que vous avez accomplis et les efforts que vous avez déployés pour atteindre vos objectifs. En reconnaissant et en appréciant vos réalisations, vous vous motivez à continuer de viser haut et à réaffirmer votre engagement envers la santé et le bien-être.

Gardez toujours à l'esprit que chaque pas que vous faites vers vos objectifs de mise en forme est une victoire. Acceptez les obstacles, les échecs et les plateaux comme des opportunités de développement et d'éducation. Tout en gardant vos objectifs à l'esprit, restez adaptable et réceptif aux nouvelles idées. Obtenez du soutien, des encouragements et de la bonne humeur de la part de vos amis, de votre famille et d'autres fanatiques du fitness. Ayez confiance en vos propres capacités pour réussir et surmonter les échecs. Même s'il y a des hauts et des bas sur votre chemin, tout est possible si vous faites preuve de ténacité, de détermination et d'optimisme.

Consultez d'autres ressources et références pour plus d'aide et d'orientation dans votre parcours de remise en forme. Recherchez des ressources fiables avec du contenu sur le bien-être, l'alimentation et l'exercice destiné aux personnes âgées. Vous pouvez obtenir des conseils judicieux, des astuces utiles et de la motivation grâce à des programmes communautaires, des livres, des articles et des ressources en ligne pour vous aider à atteindre vos objectifs de mise en forme. Il est conseillé de consulter des experts certifiés en conditionnement physique, notamment des diététistes, des physiothérapeutes ou des entraîneurs personnels, qui peuvent offrir des conseils et une assistance personnalisés. Alors que vous avancez sur la voie de la santé et du bonheur, n'oubliez pas de rester informé, de rester inspiré et de rester impliqué dans votre communauté.